IMPARARE A MASSIMIZZARE IL VOSTRO METABOLISMO

PERDERE PESO ACCELERANDO LA COMBUSTIONE DI CALORIE, PERDERE PESO VELOCEMENTE CON UN METABOLISMO BASALE ULTRA-POTENTE

Jessy M. Brown

Indice dei contenuti

Introduzione: Metabolismo.................................4

Metabolismo e perdita di peso.....................8

Suggerimenti e tecniche.........................13

Esercizi......................................17

Varietà di esercizi.........................24

Il tuo stile di vita.............................29

Devi imparare a rilassarti.................34

Mangiare più volte durante il giorno.......40

Proteine..................................44

Conclusione..................................47

Introduzione: Metabolismo

Alcune persone pensano al metabolismo come un tipo di organo, o una parte del corpo, che influenza la digestione.

In realtà, il metabolismo non fa parte del corpo.

Il metabolismo è il processo di trasformazione degli alimenti (ad esempio, sostanze nutritive) in combustibile (ad esempio, energia). Il corpo utilizza questa energia per svolgere un'ampia gamma di funzioni essenziali.

Infatti, la tua capacità di leggere questa pagina è guidata dal tuo metabolismo.

Se non avessi il metabolismo, non saresti in grado di muoverti.

Infatti, molto prima di rendersi conto di non poter sollevare un dito del piede o sollevare il piede, i processi interni si sarebbero fermati, perché i componenti fondamentali della vita - il sangue circolante, la trasformazione dell'ossigeno in anidride carbonica, l'espulsione di scorie potenzialmente letali attraverso i reni, e così via. - dipende tutto dal metabolismo.

Anche se pensiamo al nostro metabolismo come a una singola funzione, in realtà è un termine generico per una miriade di funzioni che si svolgono all'interno del corpo. Ogni secondo di ogni minuto di ogni minuto di ogni giorno della vostra vita, numerose conversioni chimiche si verificano attraverso il metabolismo o il funzionamento metabolico.

In un certo senso, il metabolismo è stato definito come un processo di armonizzazione che raggiunge due funzioni corporee critiche che sembrano essere in disaccordo tra loro.

> *Anabolismo e catabolismo*

Il nostro corpo crea continuamente più

cellule per sostituire cellule morte o disfunzionali. Ad esempio, se ti tagli le dita, il tuo corpo inizia il processo di creazione di cellule della pelle per coagulare il sangue e iniziare il processo di guarigione istantaneamente. Questo processo di creazione è una risposta metabolica, e si chiama anabolismo.

D'altra parte, c'è l'attività esattamente opposta che si svolge in altre parti del corpo. Invece di costruire cellule e tessuti, il corpo sta scomponendo l'energia in modo che il corpo possa funzionare.

Ad esempio, durante l'esercizio fisico, la temperatura corporea aumenta e la frequenza cardiaca aumenta. Mentre questo accade, il tuo corpo ha bisogno di più ossigeno, quindi la tua respirazione aumenta. Se il tuo corpo non potesse adattarsi a questo maggiore fabbisogno di ossigeno, crolleresti. E tutto questo richiede energia aggiuntiva.

Supponendo che non stiate esagerando,

il vostro corpo inizierà a trasformare il cibo in energia in un processo metabolico chiamato catabolismo.

Il suo metabolismo è un processo costante che funziona in due modi apparentemente opposti: l'anabolismo usa l'energia per creare le cellule, e il catabolismo scompone le cellule per creare energia.

Il metabolismo è un armonizzatore. Riunisce due funzioni apparentemente opposte e lo fa in modo ottimale per consentire al corpo di creare cellule secondo le necessità e scomporle di nuovo secondo le necessità.

Metabolismo e perdita di peso

Cominciamo con le calorie: *che cosa sono le calorie?*

Le calorie sono semplicemente unità di misura, non cose reali. Sono etichette come un pollice che in realtà non è niente, ma misurano la distanza tra due punti.

Allora, *cosa misurano le calorie?*

Risposta: *Energia.*

Il vostro corpo crea energia dagli alimenti che mangiate, siano essi sani o meno. Crea energia da frutta e verdura usando lo stesso processo che usi per creare energia da barrette di cioccolato e caramelle.

Anche se sapete che è meglio per il vostro corpo ottenere energia da frutta e verdura, il vostro corpo non valuta il cibo. Crea energia da qualsiasi cosa tu la alimenti.

Sembra strano, ma al corpo non interessa. Per il corpo, l'energia è energia. Hai bisogno di tutto quello che puoi avere e non sai davvero che alcuni alimenti sono più sani di altri. E' come uno smaltimento dei rifiuti: ci vuole quello che si mette a terra, che cada o meno.

Quindi applichiamo questo al corpo e all'aumento di peso. Quando il corpo riceve una caloria deve fare qualcosa con quell'energia. Se una carota aggiunge 100 calorie al tuo corpo, devi accettare queste 100 calorie. Lo stesso vale per le 200 calorie di tavolette di cioccolato e caramelle.

Il corpo fa una delle due cose con energia, o la metabolizza attraverso l'anabolismo, o la metabolizza attraverso il catabolismo. Cioè, o converte l'energia (calorie) in cellule/tessuto, o usa quell'energia (calorie) per decomporre le cellule.

Quando c'è un eccesso di energia, e il corpo non può usarla per soddisfare i bisogni del momento, sarà costretto a creare cellule con quell'energia extra. Deve farlo.

Non lo si vuole necessariamente, ma dopo aver capito che l'energia non può essere utilizzata per fare nulla (come aiutare l'esercizio fisico o digerire il cibo), bisogna trasformarla in cellule attraverso l'anabolismo.

E quelle cellule extra? Si', l'hai indovinato: peso aggiunto.

In breve, l'intero problema dell'aumento di calorie/metabolismo/peso riguarda davvero l'eccesso di energia. Quando ci sono troppe calorie nel corpo, si trasformano in grasso.

A volte queste calorie extra si trasformano in muscoli. Infatti, i muscoli hanno bisogno di calorie per mantenere la loro massa, così le persone con un forte tono muscolare bruciano calorie senza fare nulla; il loro metabolismo le brucia per loro.

Questo è il motivo principale per cui l'esercizio fisico e la costruzione di muscoli magri fa parte di un programma generale per aumentare il metabolismo. Più muscoli magri si ha, più posti in eccesso di calorie possono andare prima che si trasformino in grasso.

> ## Qualcosa in più sulle cellule di grasso

C'e' una brutta voce che le cellule di grasso sono permanenti. Sfortunatamente, le voci sono vere. La maggior parte degli esperti concorda sul fatto che, una volta create le cellule di grasso, esse sono permanenti. Ma questo non significa pessimismo per chi di noi potrebbe sopportare di perdere qualche chilo. Anche se gli esperti ritengono che le cellule adipose siano permanenti, concordano anche sul fatto che le cellule adipose possono essere ridotte. Quindi, anche se il numero di cellule di grasso nel vostro corpo rimane lo stesso, le vostre dimensioni, aspetto e percentuale del vostro peso totale possono essere ridotti.

Suggerimenti e tecniche

È probabile che tu abbia cercato di aumentare il tuo metabolismo almeno una volta nella tua vita. Forse non eravate abbastanza sicuri di cosa fosse un metabolismo, o non sapevate come raggiungere i vostri obiettivi.

Forse hai iniziato un rigoroso programma di jogging e di esercizi di tonificazione muscolare. Oppure, ha iniziato a mangiare diverse piccole porzioni al giorno, piuttosto che tre grandi porzioni tradizionali a grandezza di pasto. Forse hai iniziato a prendere tutti i tipi di integratori che hanno promesso di aumentare il tuo metabolismo.

Il fatto è che tutti questi metodi possono funzionare.

Esercizio fisico, mangiare strategicamente, e assicurarsi che il vostro corpo ha integratori adeguati per il catabolismo sono tre delle tante idee di perdita di peso che sono generalmente buone.

Allora qual e' il problema?

Il problema è che molti di noi non hanno una reale comprensione scientifica di cosa, come e perché questi metodi stimolano il metabolismo.

Ad esempio, una persona può iniziare un vigoroso programma di esercizi che include importanti movimenti aerobici cardiovascolari, come il jogging o il ciclismo. Dopo una settimana, quella persona potrebbe notare una perdita di peso.

Ma questo è dovuto ad un aumento del metabolismo? Forse sì, forse no. Potrebbe essere dovuto alla perdita d'acqua dovuta alla sudorazione che non è stata sostituita correttamente? Forse sì, forse no.

Molte persone rischiano la loro salute

perché non comprendono i consigli, le strategie e le tecniche per migliorare il loro metabolismo. La popolare e ampiamente rispettata pubblicazione online i-Village mette in evidenza 11 modi chiave per accelerare il metabolismo. Per facilitarne la presentazione e la discussione in questa sede, abbiamo preso queste 11 idee chiave e le abbiamo suddivise in 3 grandi categorie:

- ✓ Esercizio
- ✓ Stile di vita
- ✓ Dieta

Passando attraverso ciascuno degli 11 punti chiave, noterete che c'è una certa sovrapposizione tra loro. Per esempio, è difficile immaginare che introdurre l'esercizio fisico nella propria vita non sia una scelta di stile di vita.

Non rimanere bloccati nelle categorie; sono forniti solo per aiutare ad organizzare questi punti e per aiutarti a riferirti facilmente a loro in futuro.

L'importante è capire ognuno dei 14 punti e valutare come integrarli responsabilmente nella propria vita.

Esercizi

L'esercizio fisico è una parte importante per stimolare il metabolismo e bruciare calorie.

A meno che non siate nati con uno di quei metabolismi insolitamente attivi, che vi permette di mangiare migliaia di calorie al giorno senza aumentare di peso, siete come la stragrande maggioranza di noi che hanno bisogno di dare ai nostri metabolismi un piccolo calcio.

L'esercizio cardiovascolare (aerobico) è una parte importante per stimolare il metabolismo. L'aumento della frequenza cardiaca, la circolazione sanguigna, la temperatura corporea, l'assunzione di ossigeno o lo scambio di anidride carbonica inviano messaggi al sistema metabolico per avviare il catabolismo (scomporre le cellule e utilizzarle come fonte di energia).

➢ *Costruire il muscolo*

Molte persone, soprattutto donne, sono molto sospettose riguardo a un regime di esercizio fisico che può portare allo sviluppo muscolare. C'è la percezione che la costruzione muscolare porta alla massa muscolare, e in breve tempo, si avrà l'aspetto di un bodybuilder.

Finché le donne non integrano i loro allenamenti con integratori specifici per la costruzione muscolare, non c'è bisogno di preoccuparsi, perché costruire muscoli magri non li renderà più ingombranti.

Ma perché preoccuparsi prima di costruire i muscoli?

Perche' una libbra di muscoli brucia piu' calorie di una libbra di grasso. Quindi piu' muscoli hai, piu' calorie bruci. Non devi nemmeno fare niente. Si bruciano semplicemente più calorie, perché i muscoli richiedono un maggiore investimento di energia.

Ma se si costruisce il muscolo e poi lo si lascia senza esercitare, nel tempo, le fibre muscolari si indeboliscono e si perde quella meravigliosa fabbrica che brucia calorie.

➤ *Intervallo di formazione*

Il principio di base della perdita di peso dietro l'esercizio fisico è il catabolismo.

In sostanza, se si può progettare il vostro corpo per richiedere più energia, il vostro corpo soddisferà rompendo le cellule per consegnarlo. E il processo metabolico brucia calorie.

Quindi, in base a questa logica, l'allenamento intervallato si inserisce nel piano generale. L'allenamento a intervalli è semplicemente l'aggiunta di una componente ad alta energia che brucia al tuo piano di allenamento di rado o ad intervalli.

Ad esempio, se si può fare jogging per

20 minuti ogni due giorni, si sta stimolando il metabolismo e bruciando calorie/energia. Ma si possono effettivamente bruciare più calorie in modo sproporzionato se, durante quei 20 minuti di jogging, si aggiunge uno sprint di 30 secondi o 1 minuto.

E perche'? Perché durante questi 30 secondi o 1 minuto, si dà al corpo un po' di scossa.

Non è un frullato malsano, ma abbastanza per il tuo corpo da dover capovolgere le cose. E per compensare il tuo fabbisogno energetico aggiuntivo, il tuo corpo brucerà più calorie.

L'allenamento ad intervalli funziona solo quando si tratta di allenamento ad intervalli. I benefici di cui godete come risultato dell'allenamento intervallato sono dovuti principalmente al fatto che il vostro corpo ha improvvisamente bisogno di trovare più energia.

Mentre progrediva e soddisfaceva il suo

fabbisogno energetico durante l'esercizio cardiovascolare, ha improvvisamente bisogno di aggrapparsi a qualcos'altro per 30 secondi o un minuto; e in quel periodo, stimolerà il suo metabolismo ancora di più.

Se si decide di estendere lo sprint di 30 secondi o di 1 minuto ad uno sprint di 20 minuti, semplicemente non tutti i vantaggi.

Sì, il tuo corpo utilizzerebbe più energia se si estendesse alla più alta portata della tua zona di allenamento aerobico. Ma il tuo corpo non otterrà necessariamente quella scossa che viene solo dall'allenamento intervallato.

Quindi ricordate: il vostro obiettivo con l'interval training è quello di dare al vostro corpo una scossa sana dove all'improvviso si dice a se stesso:

"Whoa! Abbiamo bisogno di più energia qui velocemente, questa persona ha aumentato la sua frequenza cardiaca da

180 battiti al minuto a 190 battiti al minuto. Andiamo a qualsiasi cellula disponibile, come quelle cellule di grasso in vita, e li abbattiamo attraverso il catabolismo in modo che questa persona possa ottenere l'energia di cui ha bisogno.

L'intervallo di allenamento può durare più di 30 secondi o un minuto. Alcuni esperti suggeriscono che è possibile utilizzare l'allenamento intervallato per 30-40 minuti, a seconda del proprio stato di salute e dell'aspetto del proprio regime generale di esercizio fisico.

Il motivo per cui ci concentriamo su un tempo da 30 secondi a 1 minuto è semplicemente per farvi capire chiaramente che l'interval training è una sorta di mini training all'interno di un programma di allenamento.

E, come sempre, non esagerare con gli intervalli di allenamento. Il vostro obiettivo qui è quello di essere più sani e più forti, e perdere peso in questo processo.

Non si guadagna nulla se si corre così velocemente o si guida una bicicletta così dura durante l'allenamento ad intervalli tali da farti male. In realtà, esso minerà la propria salute e potrebbe essere necessario interrompere l'esercizio fisico mentre i muscoli strappati o altri disturbi guariscono.

Varietà di esercizi

Ci sono alcuni modi semplici per aggiungere varietà al tuo programma di allenamento. Oltre all'allenamento intervallato, è possibile suddividere una routine più lunga in parti più piccole.

Ad esempio, invece di impegnarsi in un allenamento di 1x1 ora al giorno, può essere diviso in allenamenti di 2x30 minuti; o anche 3x20 minuti di allenamento.

È anche possibile fare esercizio extra nella routine quotidiana facendo cose come salire le scale invece dell'ascensore. O iniziare la giornata con una camminata veloce invece di un caffè e un giornale. Invece di parcheggiare vicino all'ingresso di un edificio, parcheggiare il più lontano possibile e camminare.

Tutti questi suggerimenti forniscono due

vantaggi che stimolano il metabolismo.

In primo luogo, è possibile rendere l'esercizio fisico più divertente. Anche se è importante avere una routine di esercizio, non è una buona idea avere una routine di esercizio noiosa, perché le possibilità di arresto sono molto maggiori.

Pertanto, l'aggiunta di questi nuovi elementi al vostro impegno generale di esercizio vi aiuta semplicemente a rimanere fedeli al programma. E poiché l'esercizio fisico è una parte essenziale per stimolare il metabolismo, qualsiasi tecnica o consiglio che vi aiuti a continuare ad allenarvi a lungo termine è un saggio consiglio.

Il secondo importante vantaggio della varietà nel vostro programma di allenamento ci riporta al concetto di interval training, discusso in precedenza.

Quando si aggiunge varietà all'allenamento, il corpo non può entrare in un solco. Ricordate, il corpo è un lavoro notevole, e vi sforzerete sempre di fare le cose in modo efficiente.

Naturalmente, lo stato generale della vostra salute, che può essere influenzato dalla genetica e da altri fattori che sfuggono al vostro controllo, avrà un ruolo nell'efficienza del vostro corpo.

Ma non importa come il tuo corpo è unito, vuoi fare le cose nel modo più efficiente possibile. Così, quando inizi ad allenarti, il tuo corpo sviluppa un'aspettativa di produzione di energia. Non lo fa per essere pigro, lo fa perché è efficiente. Se il tuo corpo inizia a prevedere che hai bisogno di una certa quantità di energia per completare una corsa di 20 minuti, ma poi si corre per 2 minuti, seguiti da 5 minuti di cammino, 2 minuti di jogging e 1 minuto di corsa a piena velocità, il tuo corpo può richiedere una grande quantità di energia per aiutarti a raggiungere questo obiettivo.

Di conseguenza, potresti ritrovarti senza

fiato o stanco mentre il tuo corpo si sforza di soddisfare questa crescente domanda. Naturalmente, il catabolismo sarà coinvolto e il metabolismo del vostro corpo aumenterà.

Ma col tempo, forse un mese o più, il tuo corpo diventerà semplicemente più efficiente. Diventerà più forte e sarà in grado di soddisfare il proprio fabbisogno energetico in modo molto più efficiente. La tua salute è migliorata e il tuo corpo deve lavorare meno per soddisfare il tuo fabbisogno energetico.

Ironia della sorte, questo può in realtà oscurare i vostri sforzi per stimolare il metabolismo, perché volete che il vostro corpo per iniziare il processo di catabolismo, ma se il vostro corpo sta lavorando in modo efficiente, non scavare nelle vostre riserve (per esempio, le cellule di grasso) al fine di fornire l'energia di cui avete bisogno.

Quindi il trucco è quello di mantenere la

varietà nei vostri allenamenti. Molte persone scelgono il cross-training. Si rivolge a diversi gruppi muscolari, ma impedisce al tuo corpo di trovare un solco attraverso il quale ha cercato di aiutarti a rallentare il tuo metabolismo.

Ricorda, il tuo corpo non legge libri come questo. Non è necessario, e non gliene frega niente. Non avete idea che un metabolismo più veloce sia "buono" o "cattivo".

Il tuo stile di vita

Bilanciare lavoro, famiglia, hobby e altri impegni significa spesso che il nostro stile di vita non è tanto una scelta, ma una necessità, ma possiamo fare piccole cose che aiutano ad accelerare il nostro metabolismo.

Conoscete persone che scelgono con attenzione i pasti a basso contenuto calorico e a basso contenuto di grassi, sono molto disciplinati quando si tratta di resistere alla speciale torta di noci dello Chef per dessert, eppure chiedono un bicchiere o due di vino con il loro pasto?

Queste persone stanno minando i loro sforzi per stimolare il loro metabolismo.

Gli studi dimostrano che bere alcol durante i pasti favorisce la sovralimentazione, il che significa più calorie che devono essere bruciate o trasformate in grasso.

Molte persone semplicemente non sanno che molte bevande alcoliche sono cariche di calorie, quasi quanto le bibite analcoliche zuccherate.

Una bottiglia di birra o un cocktail sono poche centinaia di calorie. Il vino è meno, ma aggiunge comunque la sua quantità di calorie. Il consiglio qui non è quello di smettere di bere alcolici, ma di essere consapevoli che state aggiungendo calorie al vostro apporto calorico.

➢ *Riposo*

La maggior parte di noi non ha il controllo sulla quantità di sonno che dovremmo. Il lavoro, la famiglia, l'istruzione, le faccende domestiche e molti altri compiti possono letteralmente impedirci di dormire il tempo di cui abbiamo bisogno.

Gli esperti ci dicono che dormire a sufficienza migliora il metabolismo. Le persone che sono costantemente prive di sonno di solito trovano di avere meno energia per svolgere le loro attività quotidiane e regolari.

Di conseguenza, le persone prive di sonno spesso riducono il proprio metabolismo. Semplicemente non hanno la forza di scomporre gli alimenti in modo efficiente, in particolare i carboidrati. Questo è un argomento molto difficile, perché molte persone possono trovare il tempo per allenarsi solo prendendo in prestito il loro tempo di riposo.

Ad esempio, dopo una lunga giornata di lavoro e di impegni familiari e domestici, una persona può scoprire che l'unico momento in cui deve fare esercizio fisico è la sera tardi. Allora cosa dovrebbe fare?

In definitiva, è una questione di equilibrio. Naturalmente, se siete disposti ad allenarvi e il vostro medico è d'accordo sul fatto che è salutare per voi, allora non vi metterete in forma dormendo invece di fare esercizio fisico.

Tuttavia, se si ruba tempo dal sonno all'esercizio fisico, si può fare più male che bene, perché il giorno dopo non si avrà abbastanza energia per digerire ciò che si mangia. La risposta a questo circolo vizioso è in equilibrio.

Non devi fare esercizio fisico tutte le sere. O forse puoi integrare un allenamento nella tua vita durante il giorno, magari all'ora di pranzo o subito dopo il lavoro.

La maggior parte delle palestre sono aperte molto presto, alcune sono aperte 24 ore al giorno. È inoltre possibile ottenere alcune attrezzature per il fitness per la vostra casa e l'esercizio fisico.

Se trovate che avete problemi a dormire, questo può anche influire negativamente sulla velocità del vostro metabolismo, perché non avrete abbastanza energia il giorno dopo. L'insonnia e altri disturbi del sonno sono problemi molto comuni.

Alcuni consigli non medici per aiutarti ad addormentarti includono:

- Non mangiare fino a tarda notte.
- Prova a bere latte caldo prima di andare a letto.
- Non accendere la TV di notte
- Provate lo yoga o altre pratiche per alleviare lo stress.
- Provare a fare un bagno caldo prima di andare a letto.
- Non fare esercizio fisico vicino all'ora di andare a letto, il tuo corpo può essere così eccitato che non vuoi dormire.

Devi imparare a rilassarti

Abbiamo brevemente notato lo yoga nella lista delle cose da fare di cui sopra, e che ci porta ad un'altra influenza chiave del suo metabolismo, lo stress.

Gli esperti ritengono che lo stress possa inviare segnali indesiderati al nostro corpo, segnali che portano a un metabolismo più lento. In sostanza, quando il corpo è sotto costante stress, rilascia gli ormoni dello stress che inondano il sistema. Questi ormoni dello stress in realtà dicono al corpo di creare cellule di grasso più grandi nell'addome. Il risultato può essere un aumento di peso e un metabolismo più lento.

Alcuni facili alleviatori di stress sono:

- ✓ Camminare di più
- ✓ Ascolta musica rilassante
- ✓ Meditare

✓ Praticare lo yoga

✓ Mangiare cibi non stimolanti (ad es. senza caffeina, senza zucchero, ecc.).

✓ Rifocalizzarsi su sé stessi e de-stress

Pertanto, c'è una relazione tra la quantità di stress che si verifica e la vostra capacità di abbattere le cellule e perdere peso.

Se non vuoi rilassarti perché non hai tempo, la tua vita stressata sta probabilmente giocando un ruolo nell'aumento di peso o nella tua incapacità di perdere peso.

> ## *Solo per le donne*

Gli scienziati hanno stabilito che il periodo di 2 settimane prima delle mestruazioni è un momento di bruciare i grassi di prim'ordine. Studi australiani hanno dimostrato che le donne sono state in grado di bruciare fino al 30% di grassi in più nelle due settimane precedenti il loro periodo.

In questo momento, la produzione di estrogeni e progesterone nel corpo femminile è ai massimi storici. Poiché questi ormoni dicono al corpo di usare il grasso come fonte di energia, l'esercizio fisico durante questo periodo può davvero valerne la pena. Il corpo sarà incline a cercare le cellule di grasso per il catabolismo.

Non odiare le calorie

La parola calorie ha una cattiva reputazione. Ci troviamo costantemente di fronte a cibi a basso contenuto calorico o a basso contenuto calorico.

Le calorie provenienti dalla torta sono calorie vuote, il che significa che non c'è un reale valore nutrizionale che il vostro corpo può estrarre e sfruttare. Ma nel quadro più ampio, non è saggio che il tuo metabolismo diventi un evasore calorico.

Se si riduce improvvisamente la quantità

di calorie che si mangia, il corpo non cercherà di fare di più con meno. Non necessariamente causerà il catabolismo e quindi ridurrebbe il peso e le cellule adipose. Invece, il tuo corpo cercherà di mantenerti in vita rallentando il tuo metabolismo. Crederà che qualcosa non va, forse sei intrappolato da qualche parte senza cibo, e comincerà a diventare davvero a buon mercato con l'energia.

Qual è il risultato finale? Se il tuo corpo ha bisogno di 2000 calorie al giorno per sopravvivere, e improvvisamente ti dà solo 1000, non inizierai a bruciare 1000 calorie di cellule che hai in giro nelle tue maniglie dell'amore.

Invece, il tuo corpo rallenterà il tuo metabolismo. Si cercherà davvero di ottenere quanta più energia possibile da quelle 1000 calorie, perché non si vuole sprecare nulla.

Ti sentirai più stanco perché il tuo corpo è così avido di energia e dedicherai la tua razione calorica di 1000 calorie a sistemi essenziali come l'apporto di sangue e ossigeno.

Metabolicamente, non bruciare calorie extra. Infatti, è possibile aumentare di peso riducendo drasticamente l'apporto calorico.

L'altro lato della medaglia è che si dovrebbe consumare un apporto calorico giornaliero che è proporzionale alle dimensioni del corpo, al tipo e agli obiettivi di perdita di peso.

Una volta determinata la quantità di calorie di cui avete bisogno, potete fornirle al vostro corpo attraverso calorie sane ed efficienti. Ad esempio, se il tuo corpo ha bisogno di 1500 calorie al giorno, e una doppia fetta di torta al cioccolato ne fornisce 500, puoi vedere che mangiare una sola fetta occupa un terzo del tuo fabbisogno calorico giornaliero, e questo non è buono.

D'altra parte, si può vedere che bere

una gustosa frutta morbida fatta con yogurt e noci può fornire la metà delle calorie, ma fornisce i nutrienti essenziali, vitamine e altri elementi di cui il vostro corpo ha bisogno per fare il suo lavoro in modo sano.

Mangiare più volte durante il giorno

Dopo la discussione sulle calorie, è anche utile ricordare che mangiare frequentemente durante il giorno può essere molto utile per stimolare il metabolismo. Ci sono un paio di ragioni per questo.

Il primo motivo è che le persone che tendono a mangiare tutto il giorno fanno molti meno spuntini. Di conseguenza, tendono ad evitare patatine fritte o caramelle che potrebbero altrimenti mangiare se avessero improvvisamente fame.

Le persone che mangiano tutto il giorno non tendono a soffrire la fame perché hanno un flusso costante di cibo che entra nel corpo.

Il secondo motivo è che, mangiando tutto il giorno, si mantiene costantemente in movimento il metabolismo. E' come avere un generatore sempre in funzione. Userà più elettricità di quanta ne usi tre volte al giorno.

Se avete intenzione di mangiare più spesso, dovreste tenere un diario alimentare che registra ciò che mangiate e bevete durante il giorno.

Dovresti conoscere i livelli calorici di ciò che mangi e i valori nutrizionali complessivi.

Concentrarsi sulle calorie e' meta' del lavoro. È necessario assicurarsi di mangiare abbastanza proteine, carboidrati, carboidrati, grassi insaturi e altre vitamine e minerali di cui il vostro corpo ha bisogno per funzionare a livelli ottimali.

> *Mangiare prima*

La colazione è il pasto più importante

della giornata per stimolare il metabolismo e aiutare a perdere peso. Chi mangia la colazione è molto meno incline a mangiare spuntini per tutta la mattina.

Naturalmente, se si mangia più spesso, si può comunque mangiare qualcosa tra la colazione e il pranzo.

Gli studi hanno dimostrato che il metabolismo rallenta durante il sonno e normalmente non funziona di nuovo fino a quando non si mangia. Pertanto, iniziare la giornata con la colazione è come iniziare il metabolismo. Infatti, si bruciano più calorie durante la giornata, semplicemente facendo colazione.

Ricordate, mentre fate colazione, controllate sia le porzioni che il contenuto. Non vuoi mangiare fino al punto di essere completamente pieno, perché vuoi mangiare tutto il giorno e non sarai in grado di farlo se è pieno.

Allo stesso tempo, fate attenzione alle colazioni ricche di grassi. Gli studi hanno dimostrato che le colazioni ad alto contenuto di grassi, come quelle che includono pancetta e salsicce, non solo aggiungono molte calorie, ma ti fanno anche affamare di nuovo, molto presto. Oltre ad aver ingerito una grande quantità di grassi e calorie, di solito si ha di nuovo fame in poche ore.

In alternativa, le colazioni ricche di fibre richiedono più tempo per essere digerite e, quindi, il corpo non avrà più fame per un po' di tempo.

Questo è qualcosa da tenere a mente; e può spiegare perché molte persone che fanno colazione si trovano affamate dolorosamente all'ora di pranzo. Non è il tuo "metabolismo iperattivo" al lavoro, è l'alto contenuto di grassi, che è stato rapidamente digerito.

Proteine

Gli studi hanno dimostrato che avere la giusta quantità di proteine nel sistema può effettivamente aumentare la velocità del metabolismo. Richiede più energia per decomporre le proteine rispetto a molti altri alimenti. Piu' tempo ci vuole al tuo corpo per decomporre le proteine, piu' calorie userai.

Persone diverse richiederanno quantità diverse di proteine su base giornaliera. Coloro che si allenano e costruiscono i muscoli normalmente hanno bisogno di più della quantità media.

La USFDA Food Guide suggerisce circa 50 grammi di proteine al giorno per un adulto ragionevolmente attivo.

Tenete presente che alcune fonti proteiche sono anche fonti di grasso. Gli hamburger fast food possono fornire fino a

20 grammi di proteine, ma forniscono anche una grande quantità di grassi, rendendoli quasi inutilmente inutili dal punto di vista nutrizionale. Assicurati che la tua fonte proteica provenga da proteine magre. In genere, le proteine di alcuni pesci e polli sono magre.

Se siete vegetariani, o semplicemente alla ricerca di alternative proteiche magre senza carne, formaggi magri, legumi (lenticchie) e yogurt sono buone fonti. Basta controllare le etichette degli alimenti per determinare se la fonte di proteine è magra o grassa.

> **_Carboidrati_**

Quando il corpo digerisce i carboidrati, ha bisogno di picchi di insulina. Quando l'insulina viene rilasciata nel sistema, promuove la conservazione dei grassi e alcuni esperti ritengono che rallenti anche il tasso metabolico.

I buoni tipi di carboidrati da mangiare sono quelli ad alto contenuto di fibre e quelli che provengono da frutta e verdura. Queste fonti di carboidrati non hanno un alto indice glicemico, quindi non causano un aumento dei livelli di insulina e quindi non favoriscono lo stoccaggio dei grassi.

Conclusione

Congratulazioni. Congratulazioni. Congratulazioni. Sai di più sul metabolismo e su come aumentare il tasso metabolico rispetto alla maggior parte delle persone. Hai imparato che il metabolismo è un processo e non una vera parte del corpo.

Armonizza due funzioni essenziali dell'organismo: convertendo il cibo in cellule/tessuti e scomponendo le cellule per fornire energia. Abbiamo imparato che il primo processo è conosciuto come anabolismo e il secondo come catabolismo.

Infatti, è quest'ultimo processo che influenza la nostra capacità di perdere peso ed evitare che aumenti di nuovo.

E al di là dei fondamenti biologici, abbiamo anche imparato i 3 aspetti integrati di accelerare il metabolismo e perdere peso, esercizio fisico, stile di vita e dieta. E all'interno di ciascuna di queste 3 categorie c'erano in totale 11 modi importanti, pratici e abbastanza facili per stimolare il tuo metabolismo.

Ora è il momento di agire. Il prossimo passo per stimolare il tuo metabolismo dipende da te. Buona fortuna, divertirsi e godersi una vita migliore e più magra.

Basta ricordare che tutto non accadrà durante la notte e che ci vorrà del tempo prima di vedere un cambiamento nella vostra vita in meglio.

Ora sì, vi auguro il meglio dei vostri risultati, e ricordate, tutto è pratico; la teoria senza azione non vi serve a nulla. Porta tutto quello che si impara nella vita reale.

Un grande abbraccio, il tuo amico, Jessy!

A proposito, quando si raggiungono i

risultati a poco a poco, vi consiglio vivamente, se volete imparare molto di più sui metodi di perdere peso, il mio libro su "COME PERDERE 10 LIBRI DI PESO IN 10 GIORNI RAPIDAMENTE", è un libro che sono sicuro vi aiuterà molto sul vostro cammino verso la "buona salute".

Senza ulteriori indugi, si può trovare nel motore di ricerca di Amazon, come: "Come perdere 10 libbre di peso in 10 giorni in fretta" o cercando il mio nome, come: "Jessy M. Brown"..... Ancora una volta vi auguro di avere successo nei vostri risultati!